BEI GRIN MACHT SICH IHR WISSEN BEZAHLT

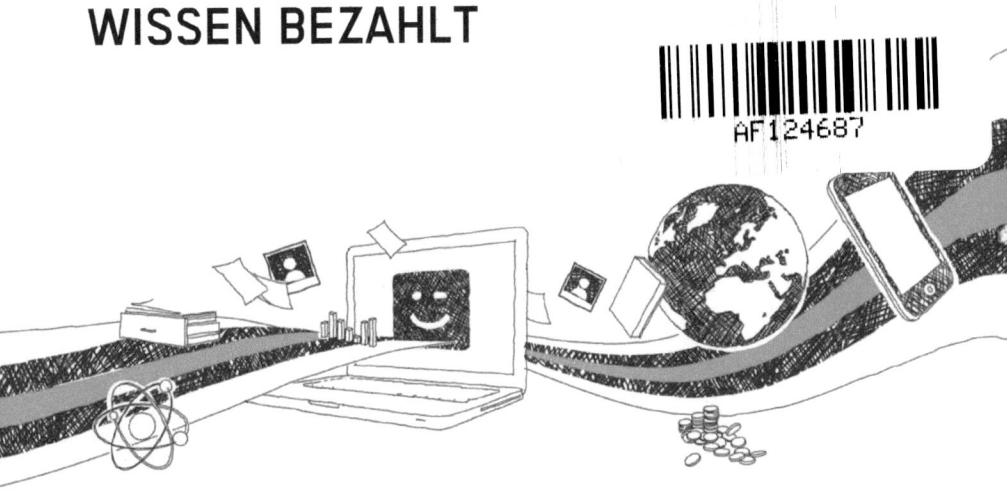

- Wir veröffentlichen Ihre Hausarbeit, Bachelor- und Masterarbeit

- Ihr eigenes eBook und Buch - weltweit in allen wichtigen Shops

- Verdienen Sie an jedem Verkauf

Jetzt bei www.GRIN.com hochladen und kostenlos publizieren

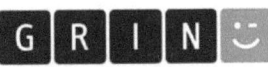

Bibliografische Information der Deutschen Nationalbibliothek:

Die Deutsche Bibliothek verzeichnet diese Publikation in der Deutschen National-bibliografie; detaillierte bibliografische Daten sind im Internet über http://dnb.d-nb.de/ abrufbar.

Impressum:

Copyright © 2012 GRIN Verlag
Druck und Bindung: Books on Demand GmbH, Norderstedt Germany
ISBN: 9783656408550

Dieses Buch bei GRIN:

https://www.grin.com/document/206633

Maria Nakath

Realistische Unfalldarstellung im Gesundheitswesen: Die Simulation von Wunden und Verletzungen

GRIN Verlag

GRIN - Your knowledge has value

Der GRIN Verlag publiziert seit 1998 wissenschaftliche Arbeiten von Studenten, Hochschullehrern und anderen Akademikern als eBook und gedrucktes Buch. Die Verlagswebsite www.grin.com ist die ideale Plattform zur Veröffentlichung von Hausarbeiten, Abschlussarbeiten, wissenschaftlichen Aufsätzen, Dissertationen und Fachbüchern.

Besuchen Sie uns im Internet:

http://www.grin.com/

http://www.facebook.com/grincom

http://www.twitter.com/grin_com

Realistische Unfalldarstellung

Maria Nakath

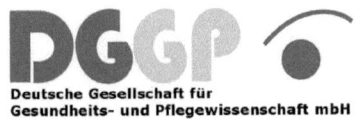

Deutsche Gesellschaft für
Gesundheits- und Pflegewissenschaft mbH

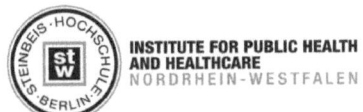

INSTITUTE FOR PUBLIC HEALTH
AND HEALTHCARE
NORDRHEIN-WESTFALEN

Weiterbildung zum Dozenten im Gesundheitswesen
Jahrgang 2012

Realistische Unfalldarstellung

Verfasser:
Maria Nakath

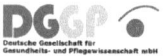

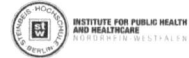

Vorwort

Die Realistische Unfalldarstellung vereinigt das Theaterspiel und die Simulation von Wunden und Verletzungen gleichermaßen. Sie setzt auch medizinische Kenntnisse über die zu spielenden Verletzungsmuster voraus und ist somit eine große Herausforderung für jeden Darsteller. Da jedes Szenario unterschiedlich abläuft, wird vom Darsteller auch ein hohes Maß an Kreativität gefordert. Die Bandbreite der zu beachtenden Faktoren inklusive physischer und psychischer Gesundheit des Darstellers ist vom Beginn der Vorbereitung bis zum Ende der Nachsorge enorm groß. Die große Vielfalt all dieser Faktoren macht die Realistische Unfalldarstellung für mich zu einem äußerst interessanten Thema. Da es bei so einer großen Vielfalt sehr schwierig ist, allen Faktoren genügend Beachtung zu schenken, ist es mir ein Bedürfnis, diese in ihrem kompletten Umfang schriftlich darzustellen. Bei den Literaturrecherchen ist mir die mangelnde Präsenz aktueller gebundener Literatur zu dem Thema „Realistische Unfalldarstellung" aufgefallen. Diese Tatsache hat mich bei den Recherchen sehr oft Umwege gehen lassen. Dass ich dennoch zum Ziel gekommen bin, verdanke ich den Vielen, die mich auf meinem Weg begleitet haben. Mein größter Dank gilt dabei meiner Familie, die den Weg mit mir gegangen ist und mir dabei immer den Rücken gestärkt hat.

Rees, den 24.10.2012   Maria Nakath

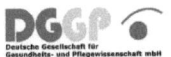

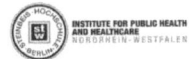

Inhaltsverzeichnis

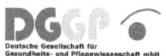

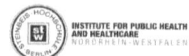

Abkürzungen

RUD	Realistische Unfalldarstellung
RWD	Realistische Wunddarstellung
RND	Realistische Notfalldarstellung
DRK	Deutsches Rotes Kreuz

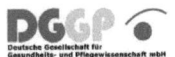

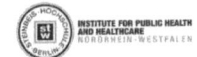

1   Einleitung

Um Einsatzkräfte im Rahmen ihrer Ausbildung oder Übungen möglichst realistisch auf den Ernstfall vorzubereiten, ist es notwendig, sie am Menschen trainieren zu lassen. Hierzu werden Szenarien realistisch dargestellt und die entsprechenden Verletzungsmuster von den Darstellern (auch Mimen genannt) ebenso realitätsnah geschminkt und gespielt. Die gesamte Darstellung muss vom Beginn der Planung bis zum Ende der Nachsorge genau durchdacht werden, damit keiner der Beteiligten einen physischen oder psychischen Schaden nimmt. Wenn alle Faktoren optimal aufeinander abgestimmt sind, wird die realistische Unfalldarstellung für alle Beteiligten zu einem realen Einsatz mit positivem Ausgang für die jeweilige reale Lebenssituation. Es handelt sich bei der Darstellung meistens um ein nachgestelltes Unfallszenarium. Da es sich aber auch manchmal um nachgestellte größere Wunden oder Notfälle handelt, wird die Darstellung in diesen Fällen als Realistische Wund- bzw. Notfalldarstellung betitelt. Da aber diese Formulierungen im Rahmen der Realistischen Unfalldarstellung nur eine untergeordnete Rolle spielen, wird ihnen auch im folgenden Text nur bedingt Beachtung geschenkt. Für die richtige Deutung dieses Textes sei an dieser Stelle auch erwähnt, dass an vielen Stellen vom „Darsteller" die Rede ist, damit aber männliche sowie weibliche Personen gemeint sind.

2   Geschichte der Realistischen Unfalldarstellung

Die Realistische Unfalldarstellung (abgekürzt: RUD) wurde ursprünglich unter Mitwirkung der Schweizer für militärische Zwecke entwickelt und von der britischen Armee eingeführt. Ihre Renaissance erlebte sie in der ehemaligen DDR.

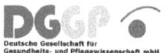

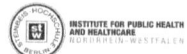

Zweiter Weltkrieg:

Zunächst trugen Berufsschauspieler als Mimen dazu bei, Sanitäter an den Anblick von Verletzten zu gewöhnen. Sie bildeten mit Hilfe von Schminkmaterialien aus dem Theater Wunden nach, die bei Einsatzübungen in realitätsnahen Situationen zur Anwendung kamen. In Großbritannien, Dänemark und der Schweiz wurden 1944 erste Unterlagen erstellt und Hilfsmittel entwickelt, um Verletzungen realitätsnah und dem Szenario angepasst darzustellen. In Frankreich erschienen 1950 und in Schweden 1953 erste Unterlagen zu diesem Thema.

Nachkriegszeit (bis 1950):

1949 entwarf der englische Apotheker Ward eine illustrierte Broschüre mit dem Titel: „Die Naturgetreue Darstellung von Wunden mit Kitt und Schminke". Diese Broschüre gab er für das englische Jugendrotkreuz heraus.

Deutschland (1950 – 1970):

Bis 1950 arbeitete man in der Bundesrepublik Deutschland bei Übungen mit Verletzungskarten. Bis 1954 wurden dann Nachbildungen verschiedener Körperteile (Moulagen) in Form von Gummiattrappen angeboten, die am Körper angebunden wurden.

1954 erschienen zum ersten Mal Blätter über die Realistische Unfalldarstellung, herausgegeben vom Jugendrotkreuz. Seit 1955 wurde vom DRK in mehreren Auflagen die Broschüre „Realistische Unfalldarstellung" (Dr. Gerlach/Stoeckel) herausgegeben. Ergänzt wurde diese 1968 durch die „Arbeitsmappe Realistische Unfalldarstellung" (Körner).

Um das Materialangebot zu verbessern, wurde 1964 der Schminkkasten „Mehlem" entwickelt. Er enthielt eine für die damalige Zeit bereits große Auswahl von verschiedenen Utensilien, wie: Modellierkitt, Filmblut, Make-up-Pasten oder Modellierholz. Nach zahlreichen Verbesserungen entwickelte sich daraus der Schminkkasten

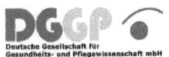

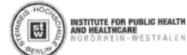

„Bavaria 91", der sich durch ein leicht erweitertes Material- und Zubehörangebot aus-
zeichnete.

Entwicklung beim DRK der ehemaligen DDR während dieser Zeit:

Auch im DRK der ehemaligen DDR wurde die Realistische Unfalldarstellung zur Ver-
besserung des Ausbildungsniveaus und der psychischen Belastbarkeit der Helfer eingesetzt. Nachdem man auch hier zuerst mit Geschädigtenkarten arbeitete, wurden
später verschiedene Schminkmaterialien und eine schauspielerische Darstellung mit
eingesetzt. Eine Broschüre „Die realistische Unfalldarstellung" gibt es seit 1960.

Wundmoulagen wurden am 3.11.1973 vom Herrn Werner Stammberger eingeführt. Bis
1990 wurden 3000 kleinflächige und 4000 großflächige Moulagensätze produziert.

Deutschland (1980 bis heute):

Die Palette der benötigten Materialien wurde 1988 durch die Herausgabe des Handbu-
ches „Realistische Wund- und Unfalldarstellung" vervollständigt. Auf dieses Buch wird
auch heute noch zurückgegriffen.

Entwicklung beim DRK der ehemaligen DDR während dieser Zeit:

1984 wurden im DRK der Bundesrepublik Deutschland erste bundeseinheitliche Aus-
bildungsunterlagen erstellt. Mit den Leitfäden für die Grundausbildung und den Aufbau-
lehrgang sowie dem Handbuch für die Realistische Unfalldarstellung wurde diese
Etappe nun abgeschlossen (vgl. Johannhardt, 2005, www.rud-dornberg.de).

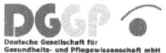

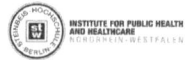

3   Ziele der Realistischen Unfalldarstellung

Das Ziel der RUD ist es, Einsatzkräfte im Rahmen ihrer Ausbildung oder Übungen möglichst realistisch auf den Ernstfall vorzubereiten und sie am Menschen trainieren zu lassen. Dabei werden Darsteller, Wunden und andere Materialien eingesetzt, die mögliche Verletzungszustände und das wahrscheinliche Verhalten von Verletzten möglichst wirklichkeitsgetreu wiedergeben. Dabei versucht man, die Darstellungen so zu realisieren, dass sie im vorhandenen Gelände glaubhaft erscheinen und mit den Geländemöglichkeiten übereinstimmen. Erst durch eine realistische Art der Darstellung wird diese Darstellung zu einem realen Einsatz für alle Beteiligten. Dadurch gibt man den Einsatzkräften die Möglichkeit, sich an den Anblick von verschiedenen Verletzungen und Szenarien zu gewöhnen und minimiert ihre Ängste vor kommenden schwierigen Einsätzen (vgl. Frohreich, 2008, www.asb-regionalverband.de).

Helfer aus den Hilfsorganisationen, aus dem Bereich Rettungsdienst, Feuerwehr und Krankenhaus, sowie auch Ersthelfer werden dadurch so vorbereitet, dass sie Unfallsituationen und Verletzungen richtig erkennen und Gefahrensituationen richtig einschätzen können. Sie sollen in der Lage sein, eine der Situation und Verletzung angepasste, richtige Hilfeleistung durchzuführen.

Im Schulsanitätsdienst, bei Feuerwehrübungen, Katastrophenschutzübungen, Prüfungen für Rettungssanitäter und -assistenten sowie bei Aus- und Weiterbildungen aller Art findet die RUD ihre Anwendung. Das Wissen dazu wird den jeweiligen Darstellern in verschiedenen Grund- und Aufbaulehrgängen von Experten vermittelt (vgl. Wollwinder, 2009, www.wollwinder.de).

Um Rettungsszenarien auch außerhalb dieser Möglichkeiten möglichst realistisch trainieren zu können, sind verschiedentlich Simulationszentren entstanden, z. B. das Tübinger Patientensicherheits- und Simulationszentrum. Dieses gilt nicht nur für den zivilen Bereich, sondern auch für die RUD innerhalb der Bundeswehr. In der Sanitätsakademie der Bundeswehr in München und im Simulationszentrum des Bundeswehrkrankenhauses in Hamburg werden regelmäßig einsatzspezifische Szenarien nachgestellt.

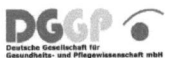 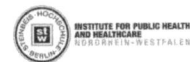

4   Vorbereitung der Übung

4.1   Planung einer Übung

Bei der Planung einer Übung ist es immer wichtig, dass man das ganze Szenario im Zusammenhang sieht. Das bedeutet, dass man nicht nur die Wundherstellung isoliert betrachten soll, sondern mitwirkende Verletzte mit ihren Verletzungsmustern in ihre entsprechende Umgebung integrieren muss. Dabei ist wichtig, sich Gedanken zu machen, wann und wo eine Übung abgehalten werden soll. Wird die Übung im Außengelände abgehalten, ist es wichtig zu beachten, wie die Witterungsverhältnisse sind und zu welcher Tageszeit die Übung stattfindet. Da die Mimen bei einer Übung meist auf dem Boden liegen, kommt der Umgebungstemperatur größte Bedeutung zu. Abzuklären ist auch, zu welchem Zweck die Übung stattfinden soll und welche Ziele damit verbunden sind. Nach der Art und Größe der Übung richten sich die Anzahl der Darsteller und die Anzahl aller am Aufbau Beteiligten. Daraus ergeben sich wiederum die Verletzungsmuster, das Material zur Darstellung und das Material, das benötigt wird, um die gesamte Übung in die Tat umzusetzen. Dabei muss immer im Vordergrund stehen, dass die Sicherheit aller Mitwirkenden an dieser Übung immer und überall gewährleistet ist. Wichtig ist es auch, im Vorfeld abzuklären, von wem eventuell anfallende Kosten übernommen werden (vgl. Kaiser, 1963, S. 24 f.).

4.2   Hygiene

Hygiene ist die Lehre von der Verhütung von Krankheiten und der Erhaltung und Festigung der Gesundheit. Dabei ist die Sauberkeit der erste Schritt zur Hygiene. Vor dem Schminken eines jeden Darstellers sind das Waschen und die Desinfektion der Hände von zentraler Bedeutung. Zum Abtrocknen sollten Einmalhandtücher verwendet werden. Aber nicht die Handhygiene allein ist wichtig; sie kann nur bei gleichzeitiger Materialhygiene wirksam sein. Dies bezieht sich primär auf äußerste Sauberkeit der RUD-Koffer, Schminkkästen, Farbpaletten, Schminkmaterialien und aller benötigten Gefäße und Gegenstände. Dies ist von besonderer Wichtigkeit für die Gesundheit aller Darsteller. Die benutzte Schminke muss auf Haltbarkeit und Verträglichkeit überprüft werden. Auch bei ihrer Anwendung ist die Sauberkeit von größtem Belang, um Krankheiten zu vermeiden. Weitere wichtige Aspekte sind die regelmäßige Säuberung der Pinsel und Schwämme sowie die Reinigung aller Kleidungsstücke der Mimen. Abschließend lässt

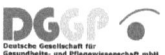

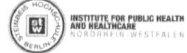

sich aussagen, dass eine allgemeine Hygiene am gesamten Arbeitsplatz unerlässlich zur Verhütung von Krankheiten und zur Erhaltung und Festigung der Gesundheit ist (vgl. Klischies, Panther, Singbeil-Grischkat, 2008, S. 278).

4.3 Grenzen der Darstellung bei der Übung

Jede realistische Unfalldarstellung findet ihre Grenzen, wenn Situationen dargestellt werden sollen, welche die Darsteller physisch oder psychisch in Gefahr bringen. Wenn z. B. eine Verbrennung so dargestellt werden soll, dass dem Mimen ein Schaden zugefügt wird, ist diese Darstellung als grob fahrlässig einzustufen. Auch mit einem Szenario, das einem Stunt gleicht, bringt man den Darsteller in unnötige Gefahr. Von allergieauslösender Schminke geht ebenfalls eine gesundheitliche Gefährdung aus. Ein jeder Darsteller hat in seinem Leben positive und negative Dinge erlebt. Es sollte beim Szenario vermieden werden, dass durch das Mimen negative Erlebnisse im Darsteller wachgerufen werden. Diese Tatsache macht ein Vorhandensein von Ansprechpartnern für die Darsteller vor, während und nach der Übung unbedingt erforderlich.

Da es nicht möglich ist, jede Verletzung und jedes Szenario darzustellen, sollten die jeweiligen Ziele so formuliert werden, dass das Mögliche erreicht wird und das Unmögliche nicht als Mangel erscheint (vgl. Liebeknecht, 2006, www.jrk-kv-vs.de/fileadmin/Arbeitshilfen/Arbeitshilfe_ND.pdf, Abschnitt 1.6, S. 7).

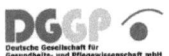

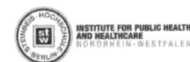

5   Darsteller

5.1   Auswahl der Darsteller

Damit die realistische Darstellung eines Unfallgeschehens für alle Beteiligten gut gelingen kann, ist eine gute Auswahl der Darsteller erforderlich. Wichtig ist dabei, dass die vorgesehene Verletzungsart dem Alter des Darstellers und seinen Fähigkeiten zur Darstellung entspricht.

Er muss psychisch und physisch in der Lage sein, seiner Aufgabe gerecht zu werden. Dabei ist es wichtig, dass keine realen Verletzungen des Darstellers in die Übung mit einbezogen werden, außer es wird von ihm ausdrücklich gewünscht (vgl. Riedel, Beck, Mischke, Gusewski, Döhler, Bräter, 1988, S. 207).

Um innerhalb seines Aufgabengebietes agieren zu können, sollte der Darsteller bestimmte Persönlichkeitsmerkmale und Kompetenzen mitbringen. Diese tragen erheblich dazu bei, dass er angemessen mit entsprechenden Belastungen umzugehen vermag. Vorhandene Kompetenzen werden sicherlich durch verschiedene Fortbildungen weiterentwickelt, sollten aber auf jeden Fall im Ansatz vorhanden sein.

Daher sollte der Darsteller:

- emotional stabil und belastbar sein
- über angemessenes Selbstbewusstsein verfügen
- verantwortungsbewusst, zuverlässig und tolerant sein
- körperlich belastbar sein
- über eine rasche Auffassungs- und Kombinationsgabe verfügen
- flexibel sein
- team- und kommunikationsfähig sein (vgl. Lasogga, Karutz, 2012, S. 119 ff.)

5.2   Kinder als Darsteller

Es ist davon abzuraten und in den meisten Fällen moralisch nicht haltbar, Kinder als Verletztendarsteller einzusetzen. Es gibt einige wenige Ausnahmen, bei denen es

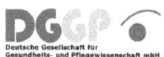
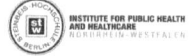

denkbar wäre, ein Kind mit einzubeziehen. Diese sollten gut durchdacht und überprüft werden. Dies gilt aber nur, wenn:

- das Kind bereits ein Alter von 16 Jahren erreicht hat
- das ganze Szenario einen kleinen Rahmen nicht übersteigt,
- das Kind gut vorbereitet ist und das Notfallgeschehen verstehen und verfolgen kann
- das Unfallgeschehen einen positiven Ausgang hat
- ein separat abgestellter Außenstehender das Handeln des Kindes überwacht
- sich eine volljährige Bezugsperson um die Belange des Kindes kümmert, immer ansprechbar ist und somit Sicherheit vermittelt (vgl. Karutz, Lasogga, 2008 S. 28 ff.)

Von diesen Ausnahmefällen abgesehen, werden Kinder nicht als Darsteller eingesetzt. Die meisten von ihnen könnten gespielte Notfälle nicht verarbeiten, da sie diesbezüglich auf keinerlei Erfahrungen im realen Leben zurückgreifen können. Man weiß heute, dass gerade Kinder in jungen Jahren sehr verletzlich sind. Psychische Folgen können insbesondere dadurch entstehen, dass Kinder noch nicht ausreichend zwischen Realität und Fiktion bzw. Übung differenzieren können (vgl. Karutz, Lasogga, 2008, S. 7). Sie sind – auch bei einem gespielten Notfall – häufig hilfloser als Erwachsene, da ihnen meist wichtiges Vorwissen fehlt. Sie können sich daher das Erlebte nicht erklären, es nicht einordnen und nicht bewerten. Auch gespielte Notfälle werden dadurch von Kindern dramatischer und emotionaler erlebt, oft als reales Geschehen empfunden.

Solche Notfälle können bei Kindern zu unterschiedlichen Folgen führen, wie:

- permanente und belastende Erinnerungen an das Erlebte
- Angst, soziale Isolation, Schuldgefühle
- Konzentrationsstörungen, psychosomatische Störungen
- verändertes Essverhalten
- Veränderung von Grundüberzeugungen, wie z. B. das Gefühl der Sicherheit in Gegenwart der Eltern

Da die Sichtweise des Kindes im Vorfeld nicht einzuschätzen ist, sind auch die Folgen nicht absehbar. Sie können dabei ein nicht überschaubares Ausmaß annehmen (vgl Karutz, Lasogga, 2008, S. 33 ff.).

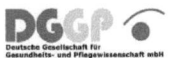

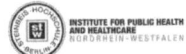

Wenn Kinder als Darsteller fungieren, werden sie großen Belastungen ausgesetzt. Die objektiven Faktoren bei einer Unfalldarstellung, wie z. B. die Beurteilung von Verletzungen, entsprechen keineswegs der subjektiv empfundenen Belastung eines mitwirkenden Kindes und können daher folgenschwer sein. Aufgrund dieser Tatsache ist ebenfalls von ihrer Mitwirkung abzuraten (vgl Karutz, Lasogga, 2008, S. 15).

Das Wissen um diese Folgen war nicht immer gegeben. Im Jahre 1988 vertrat man noch folgende These, die aus oben genannten Gründen heute aber nicht mehr haltbar ist:

Kinder eignen sich besonders gut als Darsteller. Sie lassen sich wegen ihrer regen Vorstellungskraft und geringen Hemmungen leicht dazu motivieren, notwendige Schmerzäußerungen zu zeigen. Auf ihre Wünsche bezüglich der Verletzungen ist dabei aber einzugehen. Teilweise lassen sich sogar reale Verletzungen, z. B. eine Schürfwunde am Knie, mit in die Gestaltung einbringen. Kinder finden normalerweise auch nichts dabei oder erleiden keinen psychischen Schaden, wenn in die

Wunddarstellung vorhandene reale Narben, wie solche nach Blinddarmoperationen, mit einbezogen werden. Die Zustimmung der Erziehungsberechtigten muss dabei aber vorliege (vgl. Riedel, Beck, Mischke, Gusewski, Döhler, Bräter, 1988, S. 207).

5.3   Vorbereitung der Darsteller

Eine gute Vorbereitung der Darsteller ist unumgänglich. Da sie sich ganz in die Rolle des Verletzten hineinversetzen, wird auch für sie, genauso wie für den Helfer, eine Übung zu einem realen Einsatz. Die Vorbereitung dient nun dazu, negative Folgen des jeweiligen Einsatz auf die Psyche und jegliche psychische Beeinträchtigung oder Belastung des Darstellers zu vermeiden, wie:

- Ängste, Gefühlskälte, zunehmende Empfindsamkeit
- Reizbarkeit, Nervosität, Gefühl der Überbelastung
- generelle Zweifel an der eigenen Arbeit
- Schlaf- und Konzentrationsstörungen, Müdigkeit, Erschöpfung
- Kopf-, Magen- oder Rückenschmerzen (vgl. Lasogga, Karutz 2012, S. 100)

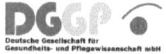 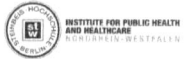

Um Darsteller gut vorzubereiten und ihre Gesundheit damit so gut wie möglich zu erhalten, gibt es verschiedene Formen der Prävention:

- Aus- und Fortbildungen
- geeignete Teamzusammenstellung
- ausreichende soziale Kontakte
- Menschen im Umfeld, die zuhören können
- gute Freizeitgestaltung als Ausgleich
- mentale Vorbereitung im Rahmen der Psychischen Ersten Hilfe

Dem mentalen Training kommt dabei eine besondere Bedeutung zu. Mit den Darstellern wird der Ablauf des zu erwarteten Geschehens gedanklich Schritt für Schritt durchgesprochen. Dabei wird ihnen die gesamte Komplexität des Einsatzes vor Augen geführt. Es werden ihnen die unterschiedlichen Reaktionsmöglichkeiten aufgezeigt, die eintreten können, wenn sie sachgemäß oder auch unsachgemäß behandelt werden. Bezug wird dabei auf das gesamte Szenario mit seinen Abläufen und auf alle Mitwirkenden genommen – wie z. B. Rettungsdienst, Polizei, Presse, Zuschauer und andere Darsteller (vgl. Lasogga, Gasch 2009, S. 86).

Durch das Zusammenwirken aller Beteiligten wird ein Teamgeist entwickelt. Er trägt dazu bei, dass sich Darsteller gegenseitig unterstützen und helfen und hat zudem die Aufgabe, jedem seine Rolle innerhalb des ganzen Gefüges näherzubringen (vgl. Wackershauser, 1996, Vorwort).
Durch die Introspektion als Form der Selbstbeobachtung ist jeder Darsteller in der Lage, eigenes Erleben und Verhalten zu analysieren und auf die jeweilige Rolle zu projizieren. Dadurch kann er seine Rolle nicht nur verstehen, sondern sie für die Zeit der Darstellung auch leben (vgl. Mietzel, 2008, S. 11).

Zum Einsatzende ist es wichtig, dem Darsteller klar zu signalisieren, dass auch seine Darstellung nun ein Ende hat. Damit wird verhindert, dass er über die Darstellung hinaus in seinem Rollenspiel verbleibt und seine Persönlichkeit Schaden nimmt.

Ein Einsatz wird vom Darsteller nicht ohne Aufregung abgearbeitet. Er lernt innerhalb der Vorbereitungsphase durch Fremdinstruktion, dass diese Aufregung beim Einsatz eine normale Reaktion darstellt und nicht generell als schädlich anzusehen ist. Sie sollte als positive Aufregung empfunden werden, also beispielsweise als Vorerwartung eines Ereignisses, bei dem man zeigen darf, was man kann und bei dem man sich

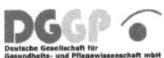
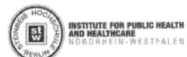

einen Erfolg verspricht. Diese positive Interpretation der Aufregung ist daher leistungs-fördernd (vgl. Lasogga, Gasch 2009, S. 85).

5.4   Wahrung der Intimsphäre der Darsteller

Es ist wichtig, die Intimsphäre der Darsteller zu wahren. Da für die Helfer das gespielte Szenario zu einem realen Einsatz wird, sind sie auch dazu geneigt, den Darsteller voll-ständig zu entkleiden. Daher muss zwischen Darsteller und außenstehendem Prüfer vorher abgeklärt werden, welche Kleidungsstücke der Mime anbehält. Über diesen Kleidungsstücken trägt der Darsteller dann mit Klettverschluss versehene Kleidung, welche die Helfer ausziehen können. Dies wird den Helfern vor Beginn vom Prüfer mit-geteilt. Dadurch werden nicht nur die Intimsphäre, sondern auch das Schamgefühl und der Umgang mit Nähe und Distanz berücksichtigt. (vgl. Ehmann, Völkel 2009, S. 20)

Bei den Aktivitäten und existenziellen Erfahrungen des Lebens von Monika Krohwinkel (deutsche Pflegewissenschaftlerin, 1993 bis 1999 Professorin für Pflege an der Evan-gelischen Fachhochschule Darmstadt) wurde die Wichtigkeit der Erhaltung der Intim-sphäre unter „Sich als Frau oder Mann fühlen und verhalten" beschrieben. Da ihr kon-zeptionelles Pflegemodell 1988 noch nicht überall zur Anwendung kam, vertrat man noch folgende Lehrmeinung:

„Das Einbeziehen von weiblichen Geschädigtendarstellern in die Ausbildung erfordert ebensolche Beachtung ethisch-moralischer Grundsätze. Sicher kann unter rein weibli-chen Lehrgangsteilnehmern, bei Einverständnis der Darstellerin, eine großzügige Ver-fahrensweise erfolgen. Es lassen sich da keine starren Regeln aufstellen, aber im Re-alfall gibt es eben auch nicht nur verletzte Männer" (Riedel, Beck, Mischke, Gusewski, Döhler, Bräter, 1988, S. 207).

5.5   Mögliche Gefahren für die Darsteller

Die Sicherheit der Darsteller muss bei den Übungen immer gewährleistet sein. Daher ist bei der Planung wichtig zu wissen, welche Arten von Gefahren auftreten können, um sie im Vorfeld bereits zu vermeiden. Wenn es um die Sicherheit geht, stehen die Darsteller naturgemäß an erster Stelle. Aber auch die Sicherheit der Helfer wird bei der

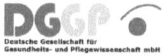

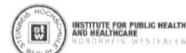

Planung nicht außer Acht gelassen. Erst wenn die Sicherheit der Darsteller gegeben ist, kann gleichzeitig die Sicherheit aller Beteiligten gewährleistet werden. Erkennt der Darsteller eine Gefahr für sich oder seine Gesundheit, die sich aus einer Darstellung oder Situation ergibt, hat er **sofort** die Darstellung abzubrechen und darauf hinzuweisen.

Die Gefahren sind in drei Gruppen aufzuteilen:

1. Chemische Einwirkungen durch Schminkmaterialien

Chemikalien in den Materialien können bei Darstellern Allergien auslösen, Rötungen oder trockene Stellen der Haut hervorrufen oder Rückstände hinterlassen, die sich kaum oder gar nicht entfernen lassen.

2. Mechanische Einwirkungen durch Schminkwerkzeuge, Requisiten, unsachgemäße Erste Hilfe und Witterungseinflüsse

Gefahren stellen in diesem Fall scharfkantige Werkzeuge, Requisiten oder angewandte Fremdkörper dar. Auch von eingesetzten Rauchgasen oder Dämpfen kann eine Gefahr für den Darsteller ausgehen. Bei Übungen im Freien dürfen extreme Witterungsverhältnisse wie Hitze oder Kälte nicht außer Acht gelassen werden.

3. Physische und psychische Überbelastung der Darsteller und Helfer

Trotz guter Auswahl und Vorbereitung der Darsteller kann es vorkommen, dass die Erlebnisse und Wahrnehmungen während einer Übung zu physischer und psychischer Überbelastung führen, sich dementsprechende Beeinträchtigungen nicht vermeiden lassen.

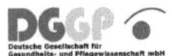

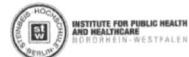

5.6   Sicherheit

Um die Sicherheit der Mimen zu gewährleisten und Gefahren von ihnen abzuwenden, gelten folgende Richtlinien:

zu 1:   Chemische Einwirkungen der Schminkmaterialien

- Die Haut vor dem Schminken reinigen und eincremen, nach der Darstellung abschminken und pflegen
- Gut verträgliche Schminke verwenden
- Bei auftretenden Allergien die entsprechenden Materialien nicht mehr benutzen

zu 2:   Mechanische Einwirkungen durch Schminkwerkzeuge, Requisiten, unsachgemäße Erste Hilfe und Witterungseinflüsse.

- Bei allen Materialien darauf achten, dass sie für niemanden eine Gefahr darstellen, alle eingesetzten Requisiten sichern
- Das Umfeld des Szenarios und die geplante Situation auf mögliche Gefahrenquellen überprüfen
- Den Darstellern keine Verletzungen zufügen
- Bei einer sich ergebenden Gefahrensituation die Übung sofort abbrechen
- IV-Zugänge nur aufkleben, „Nadel" dabei entfernen, Infusion nicht laufen lassen
- Verwendung des Guedeltubus mit dem Darsteller absprechen
- Sauerstoffmasken nie auf das Gesicht des Darstellers aufbringen, da er durch fehlende Sauerstoffzufuhr Schaden nehmen kann
- Reanimation und Abbindung nie real durchführen
- Nebelmaschinen nur im Freien einsetzen, dabei darauf achten, dass der Nebel keine gesundheitsgefährdenden Stoffe enthält
- Die Realistische Unfalldarstellung der Witterung anpassen

zu 3:   Physische und psychische Überbelastung der Darsteller und Helfer

- Es muss abgeklärt werden, ob der Darsteller frei von Krankheiten ist.
- Falls beim Darsteller ältere, noch vorhandene oder auch bleibende Verletzungen sichtbar sind, muss es ihm selbst überlassen werden, ob diese Verletzungen als gerade neu entstanden mit in die Übung eingebunden werden sollen.
- Es ist wichtig, um die Belastungsgrenzen der jeweiligen Darsteller zu wissen.

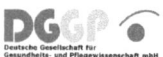

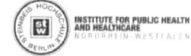

- Das zu spielende Szenario muss dem Alter und dem Geschlecht des Mimen angepasst werden.
- Der Darsteller sollte nicht in Szenarien eingesetzt werden, die in ihm negative Gefühle aufgrund vorangegangener Erlebnisse wachrufen könnten.
- Es ist wichtig, dass die Helfer einen der Situation entsprechenden Umgang mit dem Darsteller pflegen (vgl. Liebeknecht, 2006, www.jrk-kv-vs.de, Abschnitt 2.5, S. 13 ff.).

In einer Übung, die so real wie möglich gestaltet werden soll, muss zu jedem Zeitpunkt die Sicherheit aller Beteiligten gewährleistet sein. Daher gibt es bei jeder Übung außenstehendes geschultes Personal als Sicherheitsbeauftragte, die Gefahren frühzeitig erkennen und abwenden können. Mit den Darstellern wird ein Codewort vereinbart, mit dem sie gefährliche Situationen oder mögliche Eigengefährdungen anzeigen können. Der RUD-Leiter obliegt bei jeder Übung die Aufsichts- und Sorgepflicht für sämtliche ihm anvertrauten Darsteller. Daher ist seinen Anweisungen grundsätzlich Folge zu leisten. Bestehende Unfallverhütungsvorschriften sind generell einzuhalten. Darin enthalten ist auch das Tragen persönlicher Schutzkleidung für alle Einsatzkräfte. Vor einer Übung muss festgelegt werden, welche Haftpflicht- bzw. Unfallversicherung in einem Schadensfall in Kraft tritt (vgl. Stens, 2010, www.malteser-bad-honnef.de).

5.7   Zeitliche Grenzen der Übung

Für Helfer und insbesondere für Darsteller ist es hilfreich, sich die zeitlichen Grenzen der Übung bewusst zu machen. Die Darsteller können ihre aufzubringende Energie und Kraft besser einteilen, wenn sie den zeitlichen Rahmen der Übung kennen. Auch Witterungseinflüsse, denen sie ausgesetzt sind, lassen sich psychisch und physisch besser ertragen, wenn die Darsteller wissen, dass die Übung nach einer überschaubaren Zeitspanne beendet wird. Dieses Wissen ist auch wichtig für den Umgang mit anderen Einflüssen wie z. B. Rauch der Nebelmaschine, Wirkung der Schminke auf die Haut oder geringe Sauerstoffzufuhr bei der Darstellung unter beengten Verhältnissen.

Am Einsatzende ist es wichtig, dem Darsteller zu signalisieren, dass auch seine Darstellung nun ein Ende hat. Diese Ansage muss in klar verständlichen Worten formuliert werden. Da sich der Darsteller während der Übung psychisch und physisch mit der zu spielenden Person identifiziert, bedarf es dieser klaren Worte, um ihn in die Lage zu

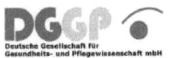

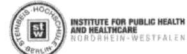

versetzen, seine Rolle wieder zu verlassen. Damit wird verhindert, dass er auch über die Darstellung hinaus in seinem Rollenspiel verbleibt und seine Persönlichkeit Schaden nimmt (vgl. Lasogga, Karutz, 2012, S. 135).

6   Das Schminken

Bei der Kunst streben Künstler nach wahrheitsgetreuer und lebensnaher Darstellung der Wirklichkeit. Dieses Bestreben gilt auch für die Unfalldarstellung, bei der man versucht, das ganze Szenario so realitätsnah wie möglich wirken zu lassen. Wichtig ist dabei, dass Anzahl, Art und Größe der Verletzungen dem Szenario entsprechen (vgl. Kaiser, 1963, S. 7).

Diese Aufgabe lässt sich bewältigen, indem der Schminkende den Verletzungen mit Einfühlungsvermögen, technischem Geschick und Facherfahrung das gewünschte Aussehen verleiht und diese grundsätzlich dem jeweiligen Darsteller anpasst (vgl. Serger, 1995, S. 17).

Dabei ist es empfehlenswert, auf die Expertise von medizinisch geschultem Fachpersonal (wie Ärzten oder Rettungsdienstmitarbeitern) zurückzugreifen. Diese Personengruppen sind gewöhnlich in der Lage, dem Schminkenden Wissen über das reale Aussehen verschiedener Verletzungen zu vermitteln (vgl. Liebeknecht, 2006, www.jrk-kv-vs.de, Abschnitt 3, S. 16).

6.1   Schmink- und Modelliermaterialien

Die Auswahl der Materialien ist jedem, der schminkt, selbst überlassen und variiert je nach Hersteller und Vorlieben bzw. Können des Schminkenden. Die folgende Auswahl gibt einen Überblick über häufig verwendete Materialien (vgl. Kaiser, 1963, S. 8).

- Abschminke zum Schutz der Haut
- Aqua Cream-Make-Up in verschiedenen Farben
- Leichenfarbe: Eine auf Wasserbasis hergestellte Farbe, die zum Auftragen auf die Gesichtshaut verwendet wird. Damit bekommt das Gesicht ein fahles Aussehen, das bei der Darstellung von Schockzuständen benötigt wird.
- Creme-Make-Up in verschiedenen Farben

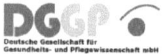

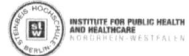

- Farbspray in verschiedenen Farben: Zur Andeutung von Haaren und Perücken
- Kunstblut, hell und dunkel, zur Darstellung von arteriellen und venösen Blutungen
- Fleischpaste, hell und dunkel: Zur Darstellung von Fleisch- und Gewebestrukturen (Wundfüller)
- Blutkapseln: Werden im Mund zerbissen und färben den Speichel rot
- Latexmilch, weiß: Wird nach dem Auftragen farblos, zieht die Haut zusammen und bildet darüber eine Kunsthaut. Dies lässt die menschliche Haut angegriffen und verletzt erscheinen und dient somit als Basis für viele großflächige Verletzungen.
- Latexmilch, hellrotbraun, dunkelrotbraun und schwarz: Bilden zusammen das Verbrennungsset. Dabei werden die Latexmilchkomponenten in der angegebenen Reihenfolge aufgetragen, dazwischen wird jeweils eine Schicht Zellstoff eingearbeitet. So können Verbrennungen ersten Grades bis hin zu Verbrennungen dritten Grades mit Verkohlung geschminkt werden.
- Blasenpaste: Zur Darstellung von Brandblasen.
- Eiter Gel: Zur Darstellung von eitrigen Wunden oder mit Eiter versetzten Brandblasen.
- Modellierwachs: Ein sehr leicht zu verarbeitendes Wachs, das zur Darstellung von Verletzungen nahezu jeder Art verwendet werden kann. Es wird dazu kurz zwischen den Fingern weich geknetet, auf die gewünschte Stelle aufgebracht und mit den Fingern glatt und übergangslos an die Haut modelliert. Anschließend wird es je nach Art und Weise der Verletzung weiter bearbeitet.
- Fixierpuder: Zur Fixierung der Wunden.
- Künstlicher Schweiß: Zur Darstellung der Kaltschweißigkeit bei Schock oder anderen Erkrankungen.
- Asche vom Grill oder von Zigaretten: Zur Darstellung verschmutzter Haut oder verschmutzter Wunden.
- Verschiedene Wunden: Werden aus Gelatine hergestellt, aufgeklebt und je nach Verletzung weiter bearbeitet.
- Hamamelis Wasser: Zum Abschmelzen der Wundränder von Gelatinewunden. Die Ränder werden damit an die Haut des Verletzten angepasst.
- Knochenstücke: Zum Einarbeiten in die Wunden entsprechender Verletzungen.
- Künstliche Fingernägel: Die mit Hilfe von Wachs wie abgerissene Nägel wirken.
- Spezialkleber: Zum Kleben von Gelatinewunden.

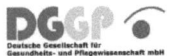

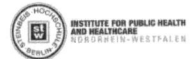

- Mastixkleber: Zum Fixieren von weiteren Materialien, die bei der Darstellung von Verletzungen verwendet werden.
- Lösungsmittel: Zum Entfernen des Klebers.

6.2 Schminkgerätschaften

- Kunststoff-Mundspatel: Modellierspatel zur Verarbeitung verschiedener Materialien und zur Simulation von Verletzungen.
- Puderpinsel: Zum Auftragen von Fixierpuder.
- Pumpsystem: Zur Darstellung spritzender arterieller Blutungen.
- Verschiedene Schminkschwämme: Zum Auftragen von Schminke auf Wasser- und Fettbasis sowie sämtlichen sonstigen flüssigen und cremigen Materialien.
- Stoppelschwamm: Zum Schminken von Schürfwunden.
- Watte und großflächiges Pflaster: Zur Simulation von großen und tiefen Wunden.
- Sonstige zum Schminken verwendete Gerätschaften, wie: Schere, Pflasterrolle, Klebeband, Becher, leere Behälter, trockene und feuchte Tücher, Mülltüten, Spritzen, Kanülen, Pinzetten, Sicherheitsnadeln, Spiegel.

6.3 Weitere Hilfsmittel

- Oberbekleidung: Wird speziell angefertigt und so mit Klettbändern versehen, dass sie bei der Übung vom Helfer mühelos auseinandergezogen und somit entfernt werden kann. Damit wird das Auseinanderschneiden der Kleidung, das real in einem Einsatz stattfinden kann, so wirklichkeitsgetreu wie möglich nachgestellt.
- Unterbekleidung: Z. B. Bustier und Radler Hose, die bei der Übung nicht vom Helfer ausgezogen werden. Dadurch wird vermieden, dass der Darsteller bei der Übung vom Helfer vollständig entkleidet wird. Es wird vorher mit einem Prüfer abgesprochen, aus welchen Kleidungsstücken die Unterbekleidung besteht. Er hat bei der Übung auf die Einhaltung der Absprache zu achten.
- Fremdkörper: Z. B. Messer, Schraubendreher, Holzpflöcke, spitze Gegenstände. Diese werden auf einer Seite abgerundet und dann an einer schmalen, gebogenen Metallplatte fixiert. Die Metallplatte wird auf ein Körperteil aufgebracht

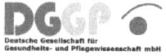

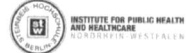

und entsprechend überschminkt. Somit entsteht der Eindruck, der Fremdkörper steckte im jeweiligen Körperteil.

- Amputate: Verschiedene Körperteile, die aus Gelatine hergestellt werden. Sie werden an der Stelle, an der sie bei einem realen Zwischenfall vom Körper abgetrennt worden wären, bearbeitet. Nach der Fertigstellung weisen sie an der entsprechenden Stelle eine Abrisswunde auf.
- Leitern, Möbelstücke, Decken, Handtücher
- Taschenlampen, Telefone, Waffen, Hämmer, Helme, Brillen, Perücken
- Stromkabel, Stricke, Grills und Zubehör
- Leitern, Möbelstücke
- Autowracks, Fahrräder, Mopeds, Einräder, Skateboards (vgl. Metzger, 2011, www.rud-sgm.de, Liebeknecht, 2006, www.jrk-kv-vs.de, Abschnitt 2.4, S. 1).

6.4   Simulation verschiedener Verletzungen

Stichwunden, Risswunden, Bisswunden, Schusswunden als Ein- und Austrittswunden, Platzwunden, Schnittwunden – z. B. am Unterarm (Anhang 1), offene Frakturen – z. B. des Schienbeins (Anhang 2)

- Da Wunden ungeschminkt geliefert werden, wird der jeweilige Wundgrund vor der ersten Benutzung mit Flüssiglatex und Kunstblut vorpräpariert. So sieht der Wundgrund blutig aus, kann aber durch die Verwendung von Flüssiglatex nicht ins Material einziehen.
- Die aus Gelatine hergestellten Wunden werden mit einem entsprechenden Kleber auf die entsprechenden Körperstellen des Darstellers aufgebracht.
- Anschließend werden die Ränder mit Hamamelis Wasser abgeschmolzen, um sie an die Haut des Darstellers anzupassen.
- Die Wunde wird mit Fixierpuder fixiert. Dadurch wird auch das Glänzen einer Wunde vermieden, sie erhält ein reales Aussehen.
- Je nach Tiefe der Wunde wird Fleischpaste (hell oder dunkel) in den Wundgrund gegeben.
- Nun wird Blut auf die Wunde aufgebracht.
- Falls es das Szenario erfordert, werden Wunde und umgebende Haut mit Asche beschmutzt.

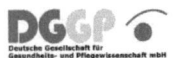
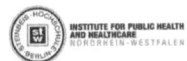

Verbrennungen, z. B. des Unterarms – mit dem Verbrennungsset geschminkt (Anhang 3)

- Zuerst unterlegt man die jeweilige Hautpartie mit hellrotbrauner Latexmilch.
- Darin wird Zellstoff eingearbeitet, somit werden Hautdefekte dargestellt.
- Nun wird eine geringe Menge dunkelrotbrauner Latexmilch aufgebracht.
- Brandblasen werden darauf modelliert, nach Wunsch wird zusätzlich hellrotbraune oder dunkelrotbraune Latexmilch aufgetragen
- Für Verbrennungen dritten Grades steht die schwarze Komponente zur Verfügung. Mit ihr kann verkohlte Hautpartie oder verkohltes Fleisch dargestellt werden.

Fremdkörperverletzungen, z. B. des Oberschenkels (Anhang 4)

- Benötigt wird ein Fremdkörper, wie z. B. Messer, Schraubendreher, Kette oder Holzpflock, der an einer schmalen, leicht gebogenen Metallplatte befestigt ist.
- Die Platte, die keine scharfen Kanten aufweisen darf, wird mit doppelseitigem Klebeband auf die jeweilige Körperstelle aufgebracht.
- Darunter wird zuvor entsprechend der Wundgröße eine Schicht Latexmilch aufgetragen.
- Darüber gibt man eine dünne Schicht Watte, die über die Metallplatte gelegt wird und den Gegenstand auf der Haut einrahmt.
- Die Watte wird dann mit einem großen Pflaster befestigt, das etwas größer als die Watte sein und aus einem Stück bestehen muss. Eine Öffnung für den Gegenstand muss dabei ausgelassen werden.
- Über dem Pflaster sorgt eine weitere Schicht Latexmilch dafür, dass die geschminkte Wunde den Charakter einer verletzten und sich zusammenziehenden Haut bekommt.
- Wenn die Latexmilch getrocknet ist, wird die Stelle entsprechend der Hautfarbe des Darstellers abgeschminkt.
- Die Öffnung des Pflasters am Gegenstand wird so weit geöffnet, dass Fleischpaste, rote und schwarze Fettfarbe und Blut darin Platz finden und eingebracht werden können. Die restliche Pflasterfläche wird mit roter und blauer Fettfarbe, Asche und Blut so behandelt, dass die geschminkte Wunde entsprechend der realen Vorlage aussieht.

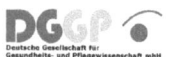
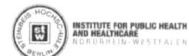

Schürfwunden, z. B. am Unterarm (Anhang 5)

- Für die Basis der Wunde wird rote Fettfarbe auf die Haut aufgebracht.
- Darüber werden mit einem Stoppelschwamm zuerst rote und dann schwarze Farbe aufgetragen.
- Die Stellen werden anschließend teilweise mit Blut beträufelt und mit Asche benetzt, so dass die Schürfwunde schmutzig und blutig erscheint.

Hämatom, z. B. am Unterarm (Anhang 6)

- Blaue und rote Fettfarbe werden mit einem dazugehörigen Schwamm auf die entsprechende Körperstelle aufgetragen.

Aussehen des Gesichts beim Schock mit entsprechenden Verletzungen (Anhang 7)

- Die Gesichtshaut wird zuerst gereinigt und mit einer Pflegecreme vorbereitet.
- Leichenfarbe wird mit einem feuchten Schwamm aufgetragen.
- Um Kaltschweißigkeit darzustellen, wird künstlicher Schweiß auf die Stirn und unter die Nase aufgebracht.
- Dem Gesamtzustand des Darstellers entsprechend wird das Gesicht mit simulierten Hämatomen, schmutzigen Hautpartien sowie mit Schnitt- oder Platzwunden versehen (vgl. Metzger, 2011, http://www.rud-sgm.de).

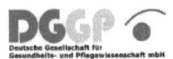
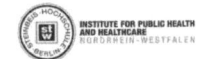

7 Durchführung einer Übung

7.1 Bestandteile der Übung

Am Beispiel eines Leitersturzes mit Verletzung des Oberschenkels durch eine Ketten-säge (vgl. Liebeknecht, 2006, www.jrk-kv-vs.de, Abschnitt 4.2.3, S. 37) (Anhang 8)

- Das Ergebnis von Planung und Vorbereitung liegt in schriftlicher Form vor.
- Es steht fest, wann, wie und wo die entsprechende Übung stattfinden soll.
- Die Auffindesituation wird in ihrer gesamten Komplexität nochmals durchge-sprochen; dabei wird darauf geachtet, dass eine reale Darstellung möglich ist.
- Die Anzahl der Darsteller, benötigte Materialien und das Ziel der Übung stehen fest.
- Es besteht Klarheit darüber, welche Verletzungen vorliegen und ob diese der Auffinde Situation entsprechen.
- Mit den Darstellern wurde im Vorfeld abgeklärt, ob die Art der Darstellung wäh-rend der jeweiligen Übung für sie möglich ist.
- Findet eine Übung in größerem Umfang statt, wurde sie im jeweiligen Fall mit anderen Behörden, wie Polizei oder Feuerwehr, abgesprochen und geplant.
- Die Durchführung der Übung ist dann als gelungen anzusehen, wenn einge-setzte Helfer und zufällig vorbeikommende Passanten den Eindruck gewinnen, dass im jeweiligen Fall ein reales Unglück vorläge. (vgl. Kaiser, 1963, S. 24 ff.)

7.2 Darstellung

Bei der realistischen Unfalldarstellung kommt es neben dem Schminken von Verlet-zungen auch auf das verletzungsbedingt richtige Verhalten des Darstellers an. Dies muss bei der Vorbereitung des Szenarios unbedingt angemessen berücksichtigt wer-den. Einzelheiten müssen mit sämtlichen Beteiligten genau besprochen werden. Das vorherrschende Geschehen, die Verletzungsmuster und die sich daraus ergebenen Symptome müssen jedem Darsteller bekannt sein. Angaben, die sie auf Befragung zu machen haben, werden vorher genau bestimmt. Dazu gehören: Name, Adresse, Alter und Einzelheiten hinsichtlich des Verletzungsmusters (vgl. Kaiser, 1963, S. 26 ff.).
Der Darsteller muss dabei ganz in seine Rolle hineinwachsen und diese mit den ihm gegebenen Gestaltungsmitteln mit Leben füllen. Die Gestaltungsmittel müssen der

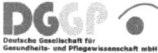

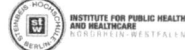

Rollenvorgabe und dem Inszenierungskonzept entsprechen. Als ein Mittel zur guten Darstellung hat der Darsteller die Möglichkeit, seine Körpersprache zur nonverbalen Kommunikation einzusetzen (vgl. Serger, 1998, S. 9 – 12).

Damit der Darsteller seine Rolle beherrscht, ist es notwendig, ihn gründlich auf seine Aufgaben vorzubereiten. Bei verschiedenen Schulungen erlernt er alle wichtigen Aspekte der realistischen Unfalldarstellung. Ein wichtiger Punkt ist dabei die Vermittlung der Reaktionen von tatsächlich Verletzten in entsprechenden Situationen. Diese Wissensvermittlung wird, ebenso wie das Wissen über Art und Aussehen der Verletzungen, von medizinisch fachkundigem Personal übernommen. Der Darsteller ist dadurch in der Lage, sein Verhalten und seine Empfindungen auf die Verletzungen auszurichten und sich mit dem Verletzten, den er spielt, zu identifizieren. Dadurch ist ein der jeweiligen Situation angepasstes Reagieren gegenüber Helfern möglich. Erst wenn Simulation und Darstellung der Verletzungen optimal aufeinander abgestimmt sind, wird das gesamte Szenario zu einem von sämtlichen Beteiligten als real empfundenen Einsatz.

Folgende Symptome können aufgrund von verschiedenen Verletzungen dargestellt werden. Durch den Einsatz von akustischen und optischen Mitteln wie Weinen, Schreien, Wimmern oder einem ängstlichen oder ausdruckslosen Blick kann der Darsteller diese auch unterstreichen:

- Atemnot, Bewusstseinseintrübung, Bewusstlosigkeit, Schocksymptome, verschiedene Zustände nach Vergiftung (Krämpfe, Bewusstseinseintrübung, Euphorie), Schmerz, Angst, Krämpfe, Erregung, Orientierung, Desorientierung, Verwirrtheit, Unruhe, Hilflosigkeit, Übelkeit, Unwohlsein, Unzufriedenheit, Kraftlosigkeit

Wie stark diese Symptome ausgeprägt werden, hängt für den Darsteller in seiner während des Szenarios zu spielenden Rolle von folgenden Faktoren ab:

- Wie groß und wie schwer sind seine Verletzungen?
- Wie groß ist der Umfang des gesamten Szenarios?
- Ist er der einzige Darsteller der Übung?
- Spielt er einen Hilflosen oder kann er sich noch selbst helfen?
- Ist er im Szenario schuld am Geschehen?
- Wie sieht seine gesamte Lebenssituation innerhalb der Darstellung aus?

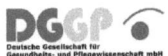
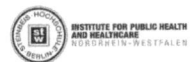

- Wie gut kann er sich tatsächlich in die zu spielende Situation des Verletzten hineinversetzen? Dabei spielen Lebenserfahrungen, Lebenssituation, physische und psychische Verfassung, Alter, Geschlecht und Nationalität im realen Leben des Darstellers eine große Rolle.
- Wie verhalten sich die Helfer gegenüber dem Darsteller? (vgl. Liebeknecht, 2006, www.jrk-kv-vs.de, Abschnitt 3.2, S. 16 – 20)

8   Einsatznachsorge

Die Nachsorge nach dem Einsatz ist für Darsteller besonders wichtig. Denn Darsteller sind wie Helfer verschiedenen Belastungen ausgesetzt. Da die verschiedenen Szenarien zwar realitätsnah dargestellt werden, aber dennoch unter den tatsächlich realen Einsätzen eine Sonderform darstellen, stellt auch die Einsatznachsorge einen Sonderfall dar. Sie wird in diesem Fall auf die Betreuung von Personen ausgerichtet, die sich nach der Darstellung einer Ausnahmesituation selbst psychisch in einer solchen Situation befinden. Sind Helfer, welche die Darsteller in den Szenarien versorgen, Belastungen ausgesetzt, die einer Nachsorge bedürfen, werden auch diese in die Einsatznachsorge integriert.

Innerhalb der Nachsorge stehen verschiedene Angebote zur Verfügung. Die Auswahl dieser Angebote richtet sich nach Umfang und Schwere der Belastungen, die dem jeweiligen Darsteller entstanden sind. Es darf dabei aber nicht außer Acht gelassen werden, dass die meisten alltäglichen Einsätze für die Darsteller übliche Routine bedeuten. In der Regel reicht dabei eine kurze Nachbesprechung mit allen Beteiligten aus. Der Darsteller realisiert hierbei, dass der Einsatz beendet ist. In der Nachbesprechung hat er die Möglichkeit, seinen im Einsatz gewonnenen Eindrücken Ausdruck zu verleihen. Dadurch wird der Einsatz für ihn auch gefühlsmäßig abgeschlossen und verarbeitet. Allerdings können sich auch geringfügige Belastungen, die aus Routineeinsätzen und der sonstigen Arbeit erwachsen, im Laufe der Zeit summieren. Diese können sich, ohne dass es dem Betroffenen bewusst wird, zu größeren, folgenschweren Belastungen für ihn entwickeln. Die verschiedenen Nachsorgeangebote, die sich wie folgt darstellen, haben dabei die Aufgabe, die jeweiligen Folgen abzuwenden:

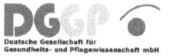

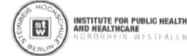

Gespräche

Reicht die Nachbesprechung für den Darsteller als Einsatzabschluss nicht aus, gehören Gespräche zu den wichtigsten Methoden, um Belastungen zu verarbeiten. Diese Gespräche können dann mit anderen Darstellern, mit den jeweiligen Helfern, aber auch mit Freunden, Bekannten oder der Familie geführt werden. Sie führen nicht nur dazu, dass Belastungen besser verarbeitet werden, sondern dass sich auch psychosomatische Beschwerden, die sich aus den Belastungen ergeben, verringern. Der Darsteller erhält damit die Möglichkeit, aufgestaute Emotionen abzubauen. Indem er den Einsatz in Worte fasst, kann er ihn neu und damit positiver bewerten, als dies zuvor möglicherweise gedanklich geschah. Er vermag den Einsatz jetzt in sein Weltbild einzuordnen, daraus Bilanz zu ziehen und diesen Einsatz als für sich positiv abzuschließen.

Ablenkung, Aktivitäten

Eine Vielzahl von Aktivitäten kann dazu beitragen, Unruhe und Erregung nach einer Darstellung abzubauen. Diese Aktivitäten sollen dabei die Aufmerksamkeit des Darstellers auf sich ziehen und von ihm bewusst erlebt werden. Denkbar wäre zum Beispiel: Singen, Musizieren, Musik hören, Kino- oder Saunabesuch, Essen gehen oder Freizeitspaß mit der Familie. Wichtig ist dabei, dass der Auseinandersetzung eine positive Einstellung des Darstellers voraus geht, wie z. B.: „Ich schaffe das!" Die Möglichkeit der Ablenkung soll von ihm als deutliche Veränderung angesehen werden. Eine positive Grundeinstellung ist für den Erfolg der gesamten Bemühungen wichtig. Können Unruhe und Erregung auf diesem Wege nicht abgebaut werden, ist es wichtig, dass der Darsteller einen professionellen Helfer (z. B. Seelsorger) aufsucht.

Nachbesprechung bei belastenden Einsätzen

In Einzelfällen kann es vorkommen, das sich Belastungen eines Darsteller trotz guter Prävention manifestieren und zu starken Belastungsstörungen mit längerfristigen Folgen auswachsen. Solchen Belastungsstörungen gehen immer belastende Einsätze voraus. Es spielen aber auch noch weitere individuelle Faktoren aus negativen Lebenserfahrungen oder belastenden vorangegangenen Ereignissen des Darstellers eine große Rolle. Diese Varianten von Belastungsstörungen entwickeln sich meist langsam,

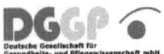
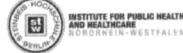

führen dann aber zu erheblichen Einschränkungen im gesamten Umfeld des Darstellers, beispielsweise zu ständiger Gereiztheit, Aggressivität, Desinteresse, sozialem Rückzug, depressivem Verhalten oder Suchtverhalten.

Es ist notwendig, dass nach belastenden Einsätzen grundsätzlich Nachgespräche stattfinden. Sie können mit einzelnen Darstellern oder in der Gruppe erfolgen und werden von einem geschulten externen Moderator durchgeführt. Positive und negative Aspekte der Übung und der Darstellung werden dabei durchgesprochen. Thematisiert werden in diesem Zusammenhang das Einsatzerleben des Darstellers, aktuelle Belastungen aus vorangegangenen negativen Lebenserfahrungen und die dadurch ausgelösten Emotionen. Voraussetzung hierfür ist ein vertrauensvolles Klima. Alle am Gespräch Beteiligten erhalten in diesem Rahmen die Möglichkeit, das gesamte Einsatzgeschehen zu reflektieren und ihre Reaktionen sowie die Auswirkungen des Erlebnisses darzulegen. Durch Reflektion und Darstellung der aktuellen Gesamtsituation des jeweiligen Betroffenen erhält dieser die Möglichkeit, seine Situation zu verstehen und zu bewerten. Somit dient das Nachgespräch als eine vom Moderator geführte Verarbeitungsgrundlage der aktuellen Belastungsstörungen jedes Einzelnen. Am Ende dieser Gespräche erhalten alle Beteiligten vom Moderator das Angebot, weitere, längere Gespräche als Verarbeitungsgrundlage in Anspruch zu nehmen. Die Inanspruchnahme dieser Gesprächsangebote erfolgt auf freiwilliger Basis und ist für niemanden verpflichtend (vgl. Lasogga, Karutz, 2012, S. 143 – 155).

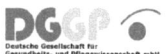 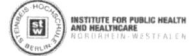

9   Fazit

Bei den Literaturrecherchen wurde mir bewusst, dass zum Thema der Realistischen Unfalldarstellung gebundene Literatur nur in geringem Umfang existiert und zumeist nur noch über Antiquariate einsehbar ist. Ein aktuelles Handbuch zu diesem Thema erscheint im Dezember 2012 im Handel. Es ist aus diesem Grund zum jetzigen Zeitpunkt für meine Arbeit noch nicht verfügbar.

In den vielen Jahren der Realistischen Unfalldarstellung haben sich die verschiedenen Bereiche unterschiedlich entwickelt. Bereits 1988 unterschieden sich Simulation der Verletzungen und Darstellung in vielen Punkten kaum von der heutigen Arbeit. Ein Punkt, der zu dieser Zeit noch kaum Beachtung fand, war das mentale Training im Rahmen der Psychischen Ersten Hilfe für alle Beteiligten. Auch in der Anwendung der Einsatznachsorge erkannte man kaum Notwendigkeit. Dies galt insbesondere für den Einsatz von Kindern als Darsteller. Erst seit wenigen Jahren weiß man um die Wichtigkeit der psychischen Komponente in diesem Rahmen.

Abschließend ist die große Bandbreite sämtlicher Bereiche der Realistischen Unfalldarstellung und deren Notwendigkeit beim Umgang mit Menschen in verschiedenen Notlagen anzumerken. Daher möchte ich mit meiner Arbeit allen Lesern vermitteln, dass die Realistische Unfalldarstellung ebenso interessant wie wichtig ist und ihren festen Platz im Rahmen der Vorbereitung Aller auf die jeweiligen Notlagen im Leben haben sollte.

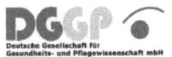

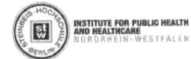

Quellenverzeichnis

Daniela Liebeknecht, DRK-Landesverband Sachsen-Anhalt e. V. – Referat Jugendrotkreuz/Wasserwacht (JRK/WW) (2006) Arbeitshilfe RUD/RWD: Realistische Unfalldarstellung, Realistische Wunddarstellung, Mimen von Schädigungen. Im Internet veröffentlicht unter www.jrk-kv-vs.de/fileadmin/Arbeitshilfen/Arbeitshilfe_ND.pdf, abgerufen am 20.8.2012

Ehmann M., Völkel I., (2009) Pflegediagnosen in der Altenpflege, 3. Auflage, Urban & Fischer-Verlag, München

Frohreich M. (2008) Realistische Unfalldarstellung. Im Internet veröffentlicht unter http://www.asb-regionalverband.de/index.php?option=com_content&view=article&id=55&Itemid=61; abgerufen am 18.8.2012

Johannhardt O. (2005) Geschichte der realistischen Unfalldarstellung. Im Internet veröffentlicht unter http://www.rud-dornberg.de/geschichte2.html; abgerufen am 18.8.2012

Kaiser W. (1963) Die realistische Unfalldarstellung. Heft 5, herausgegeben vom Generalsekretariat des Deutschen Roten Kreuzes in Bonn (heute Berlin)

Karutz H., Lasogga F. (2008) Kinder in Notfällen, Psychische Erste Hilfe und Nachsorge, 1. Auflage, Verlagsgesellschaft Stumpf + Kossendey mbH

Klischies R., Panther U., Singbeil-Grischkat V., (2008) Hygiene und medizinische Mikrobiologie, Lehrbuch für Pflegeberufe, 5. Auflage, Schattauer GmbH

Lasogga F., Gasch B., (2009) Psychische Erste Hilfe bei Unfällen, Kompensation eines Defizits, 4. Auflage, Verlagsgesellschaft Stumpf + Kossendey mbH

Lasogga F., Karutz H. (2012) Hilfen für Helfer, Belastungen – Folgen – Unterstützung, 2. Auflage, Verlagsgesellschaft Stumpf + Kossendey mbH

Metzger S. (2011) Realistische Unfalldarstellung und special effects, Gesamtkatalog. Im Internet veröffentlicht unter http://www.rud-sgm.de/gesamtkatalog.php; abgerufen am 28.8.2012

Metzger S. (2011) Realistische Unfalldarstellung und special effects, Schminkanleitungen. Im Internet veröffentlicht unter http://www.rud-sgm.de/printable/informationen/schminkanleitungen/index.php; abgerufen am 28.8.2012

Mietzel G., (2008) Wege in die Psychologie, 14. Auflage, Klett-Cotta-Verlag

Riedel H.-A., Beck R., Mischke A., Gusewski N., Döhler M., Bräter E., (1988) Handbuch Realistische Wund- und Unfalldarstellung, Erste Hilfe, 1. Auflage, Schreibsatz: Zentralstelle für Lehr- und Organisationsmittel des Ministeriums für Hoch- und Fachschulwesen/Zwickau, Einbandgestaltung: Heinz Hellmis/Berlin, Druck und buchbinderische Verarbeitung Grafische Werke Zwickau

Serger A., (1998) Maskenbilden und Schminken für Amateurtheater und Laienspiel aus der Reihe Theaterspiel, 5. Auflage, Meyer & Meyer-Verlag

Stens R. (2010) Übungssicherheit. Im Internet veröffentlicht unter http://www.malteser-bad-honnef.de/bungssicherheit.html, abgerufen am 24.8.2012

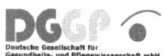

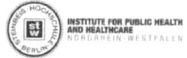

Wackershauser B., (1996) Handbuch für die „Realistische Unfall-Darstellung", Deutsches Rotes Kreuz, Generalsekretariat Bonn, herausgegeben vom Generalsekretariat des Deutschen Roten Kreuzes in Bonn (heute Berlin)

Wollwinder G. (2009) Aufgaben der Notfalldarstellung. Im Internet veröffentlicht unter http://www.wollwinder.de/ziele.php; abgerufen am 18.8.2012.

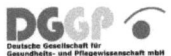

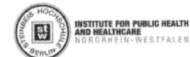

Anhang

Anhang 1   Schnittwunde am Unterarm

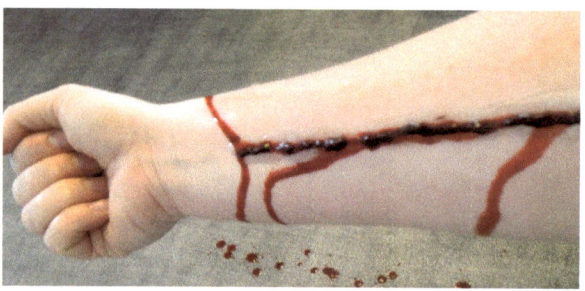

Anhang 2   offene Fraktur des Schienbeins

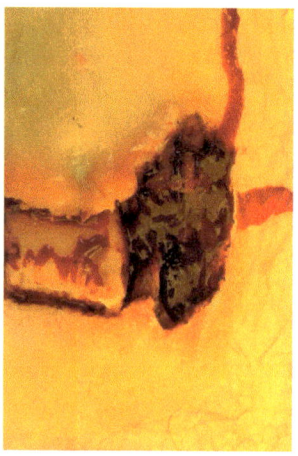

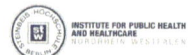

Anhang 3   Verbrennung am Unterarm

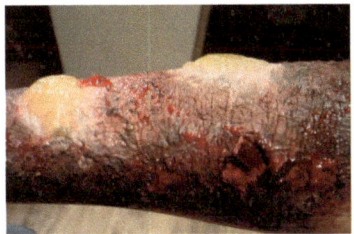

Anhang 4   Fremdkörper im Oberschenkel

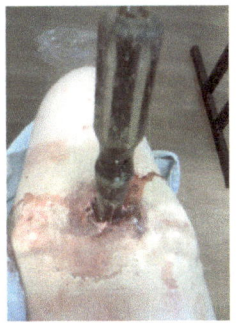

Anhang 5   Schürfwunde am Unterarm

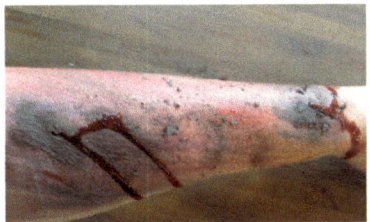

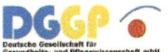
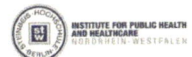

Anhang 6 Hämatom am Unterarm

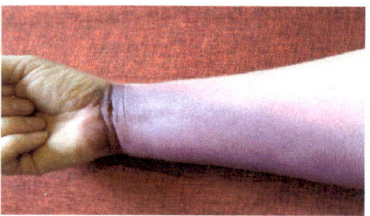

Anhang 7 Aussehen des Gesichts beim Schock mit entsprechenden Verletzungen

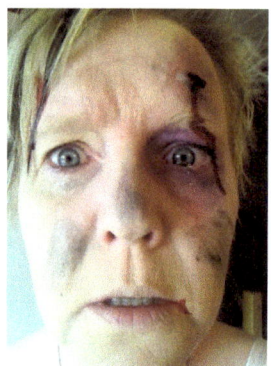

Anhang 8 Leitersturz mit Verletzung des Oberschenkels durch eine Kettensäge

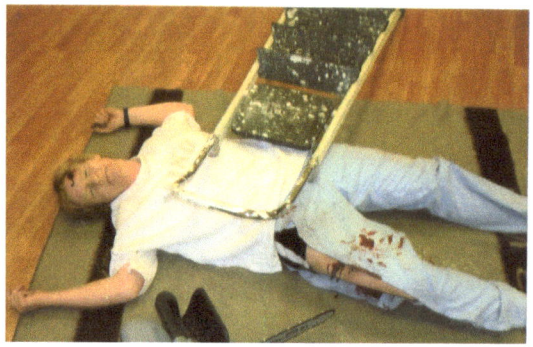

Aufgeführtes Bildmaterial darf nur mit Genehmigung des Verfassers genutzt werden.

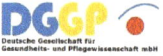

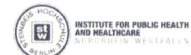

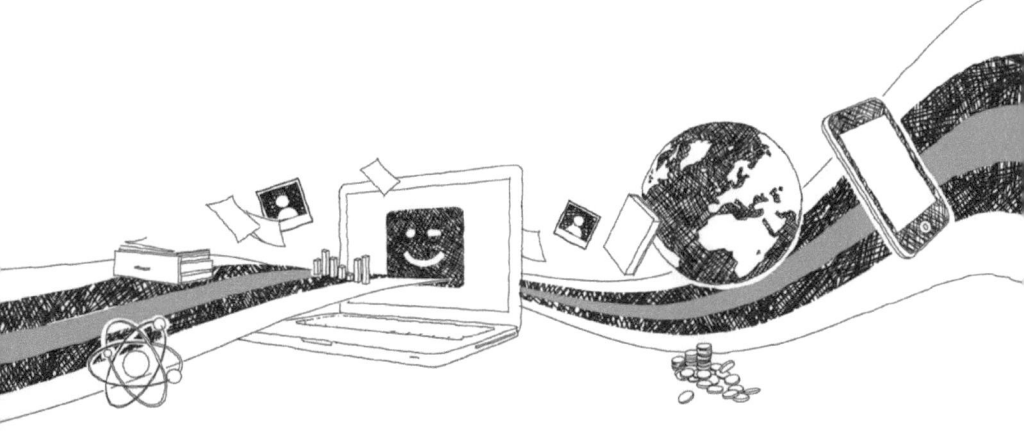
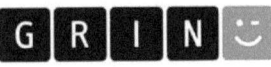